BEI GRIN MACHT SICH IHR
WISSEN BEZAHLT

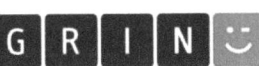

Der Arbeitsbewältigungsindex und sein Potenzial als Funktionsinstrument für ein betriebliches Gesundheitsmanagement

Am Beispiel der Firma XY am Standort Z

Benjamin Graaf

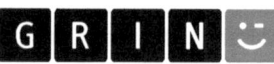

Bibliografische Information der Deutschen Nationalbibliothek:

Die Deutsche Nationalbibliothek verzeichnet diese Publikation in der Deutschen Nationalbibliografie; detaillierte bibliografische Daten sind im Internet über http://dnb.d-nb.de abrufbar.

ISBN: 9783346412485
Dieses Buch ist auch als E-Book erhältlich.

© GRIN Publishing GmbH
Nymphenburger Straße 86
80636 München

Druck und Bindung: Books on Demand GmbH, Norderstedt Germany
Gedruckt auf säurefreiem Papier aus verantwortungsvollen Quellen

Das vorliegende Werk wurde sorgfältig erarbeitet. Dennoch übernehmen Autoren und Verlag für die Richtigkeit von Angaben, Hinweisen, Links und Ratschlägen sowie eventuelle Druckfehler keine Haftung.

Das Buch bei GRIN: https://www.grin.com/document/1019596

Der Arbeitsbewältigungsindex
und sein Potenzial als Funktionsinstrument
für ein betriebliches Gesundheitsmanagement
am Beispiel der Firma xy am Standort z

Hausarbeit im Rahmen des weiterbildenden Musterstudienganges:
Workplace Health Management,
Universität Bielefeld

Juni 2015

Eingereicht von:
Benjamin Graaf

Wenn bei bestimmten Begriffen, die sich auf Personengruppen beziehen, nur die männliche Form gewählt wurde, so ist dies nicht geschlechtsspezifisch gemeint, sondern geschah ausschließlich aus Gründen der besseren Lesbarkeit.

Kurzzusammenfassung:

Die Arbeitsbewältigungsfähigkeit von Beschäftigten spielt nicht zuletzt unter dem Druck der demographischen Trendwende eine zunehmende Rolle für betriebliche Gesundheitspolitik. Mit dem Arbeitsbewältigungsindex (ABI) steht ein bewährtes Instrument zur Messung der individuellen Arbeitsbewältigungsfähigkeit zur Verfügung. In der Betriebsmedizin ist die Anwendung dieses Instrumentes zur individuellen Beratung der Beschäftigten seit über 15 Jahren Usus. Ziel dieser Arbeit ist es zu ermitteln, inwieweit das in diesem Kontext erhobene Datenmaterial auch für ein betriebliches Gesundheitsmanagement (BGM) von Interesse und Nutzen sein kann. Zur Beantwortung der Fragestellung wurde eine systematische Literaturrecherche für den Zeitraum 1995 bis 2015 durchgeführt. Im Ergebnis lassen sich neun mögliche Anwendungsarten des ABI identifizieren und ableiten. Fünf davon zeigen als mögliche Funktionsinstrumente innerhalb eines BGM erhebliches Potenzial. Die Verwendung des ABI etwa als Kennzahl oder als Orientierungshilfe sich entwickelnder BGM-Strukturen wird modernen BGM-Definitionen gerecht, indem der ABI zu den Themen Arbeit, Alter und Gesundheit sensibilisiert, BGM-Prozesse unterstützt und die betriebliche Partizipation stärkt. Die Ausweitung seiner Anwendung über die Grenzen eines betriebsärztlichen Dienstes hinaus erscheint, wenige Einschränkungen beachtend, daher dringlich angeraten.

Inhaltsverzeichnis

Abbildungsverzeichnis

Tabellenverzeichnis

Abkürzungsverzeichnis

ABI	Arbeitsbewältigungsindex
AF	Arbeitsfähigkeit
BAuA	Bundesanstalt für Arbeitsschutz und Arbeitsmedizin
BEM	Betriebliches Eingliederungsmanagement
BGM	Betriebliches Gesundheitsmanagement
KFZA	Kurz-Fragebogen zur Arbeitsanalyse
PDCA	plan, do, check, act; die vier Phasen des Deming-Zyklus
WAI	Work Ability Index (deutsch: Arbeitsbewältigungsindex ABI)

1.

Einleitung

Der Arbeitsbewältigungsindex (kurz: ABI oder im Englischen WAI für Work Ability Index) ist ein in den 1980er Jahren in Finnland entwickeltes Fragebogeninstrument, bestehend aus elf Fragen, welches im Ergebnis auch, aber nicht ausschließlich, einen Gesamtpunktwert, den ABI-Wert liefert. Ursprünglich dazu entwickelt, um Frühverrentungsprognosen anstrengen zu können, besteht seine hauptsächliche Verwendung heute in der direkten Beratung von Beschäftigten durch ihren Betriebsarzt anhand der beantworteten Fragestellungen (vgl. Zepke & Stieger, 2010, S. 141; Ilmarinen & Tempel, 2007, S. 85; Hasselhorn et al., 2005, S. 33f). Dies kann sowohl in Form von Interviews als auch im gegenseitigen Dialog (ABI-Dialog) erfolgen (vgl. Tempel, 2010, S. 232). In großen Unternehmen, mit entsprechend arbeitsmedizinisch zu betreuender Gesamtmitarbeiterzahl, führen diese Procedere auch zu einer dementsprechend großen Datenmenge, welche weit über die Summe der einzelnen Gesamtpunktwerte eines ABI hinausgeht.

Da es sich beim Arbeitsbewältigungsindex um ein sehr heterogenes Konstrukt handelt, es werden Fragen zu insgesamt sieben Dimensionen gestellt (etwa zu Arbeitsanforderungen, Gesundheitszustand, Leistungsreserven; vgl. Tab. 1), eignet er sich herausragend als Standardfragebogen bzw. als „Standardanamnese" im Rahmen betriebsärztlicher Vorsorge- und Untersuchungstätigkeit. Dies insbesondere auch deshalb, weil der Fragebogen sehr individuell-gesundheitsorientiert ausgelegt ist und viele seiner Fragestellungen (Dimensionen 3, 5 und 7) eben diese zu erfassen versuchen (vgl. Hasselhorn & Freude, 2007, S. 14-15).

Bei der Firma xy sind Auszüge des Arbeitsbewältigungsindex seit mehreren Jahren Bestandteil der betriebsärztlichen Standardanamneseerhebung. Seit dem 01. Januar 2014 ist der Arbeitsbewältigungsindex in seiner unmodifizierten[1] Kurzversion[2] gänz-

---

[1] vgl. BAuA, 2013, S. 68

[2] Neben der Kurzversion des ABI existiert auch eine Langversion. Die abgefragten Dimensionen sind identisch, jedoch wird in der Langversion in einem Ausmaß nach eigen- und fremddiagnostizierten Erkrankungen gefragt (Dimension 3), dass das Ausfüllen der Langversion nur gemeinsam mit einem Arzt möglich ist. Die Kurzversion hingegen kann vom Beschäftigten selbstständig alleine ausgefüllt werden (Hasselhorn & Freude, 2007, S. 23 & 50f).

lich in die Standardanamnese jeder Vorsorge bzw. Untersuchung integriert. Obwohl seine Beantwortung freiwillig ist, konnte der Arbeitsbewältigungsindex dennoch alleine im Jahr 2014 bei 1.818 Beschäftigten erhoben werden. Bedingt durch einen typischerweise dreijährigen Nachuntersuchungszyklus werden prognostisch Ende des Jahres 2016 ABI-Bögen und ABI-Werte zu den allermeisten Beschäftigten vorliegen; zum einen, weil diese sehr häufig Pflichtvorsorgen oder Eignungsuntersuchungen unterliegen und zum anderen, weil die Inanspruchnahme von Angebotsvorsorgen traditionell hoch ist. Der Anteil der Beschäftigten, welche Angebotsvorsorgen nicht wahrnehmen und keinerlei Pflichtvorsorge oder Eignung unterliegen, lag in den vergangenen Perioden stets bei unter 10%. Daher kann zukünftig mit einer „ABI-Dichte" von über 90% der Belegschaft gerechnet werden.

Tab. 1: Die sieben Dimensionen des Arbeitsbewältigungsindex

1 derzeitige Arbeitsfähigkeit im Vergleich mit der besten jemals erreichten Arbeitsfähigkeit

2 derzeitige Arbeitsfähigkeit in Bezug auf die körperlichen und psychischen Anforderungen der Arbeit

3 aktuelle Zahl ärztlich diagnostizierter Krankheiten

4 Ausmaß von Arbeitseinschränkungen aufgrund von Erkrankung/Verletzung

5 krankheitsbedingte Ausfalltage während der letzten 12 Monate

6 eigene Einschätzung der Arbeitsfähigkeit in den kommenden 2 Jahren

7 mentale Ressourcen und Befindlichkeiten

Aus diesem „Problem" der jetzigen und baldigen Datenmenge heraus entwickelt sich die Fragestellung dieser Arbeit, inwieweit diese Daten, über den betriebsärztlichen Dienst hinaus, im Rahmen des betrieblichen Gesundheitsmanagements (BGM) nutzbar sind bzw. gemacht werden könnten (siehe Kapitel 2). Zur Beantwortung dieser Frage wurde eine systematische Literaturrecherche durchgeführt. Ausführlich dargestellt wird die Methode im 5. Kapitel. Zuvor werden in Kapitel 3. und 4. wichtige Begriffsdefinitionen und Abgrenzungen vorgenommen. Darüber hinaus wird ausführlich, in Form einer praktischen Bestandsaufnahme, auf den derzeitigen Forschungsstand zum Arbeitsbewältigungsindex eingegangen. Das 6. Kapitel listet die Ergebnisse der Literaturrecherche auf, so dass diese im anschließenden 7. Kapitel angemessen diskutiert und interpretiert werden können. Die Arbeit schließt mit einem Fazit im 8. Kapitel, welches auch Forschungs- und praktischen Handlungsbedarf benennt.

2.
Entwicklung der Fragestellung

Das sich noch im Aufbau befindliche betriebliche Gesundheitsmanagement der Firma xy verfügt noch über kein geformtes Berichtswesen in dem Sinne, als dass festgelegt wäre, in welchen Zeitabständen welche Kennzahlen erhoben und kommuniziert werden. Allein aus dieser greifbaren Chance heraus, den zukünftig nahezu „flächendeckend" vorhandenen Arbeitsbewältigungsindex möglicherweise Bestandteil eines Gesundheitsberichtes werden zu lassen und aufgrund seiner etwaigen Verwendung als Kennzahl ganz im Sinne einer erweiterten Wirtschaftlichkeitsanalyse (vgl. Ueberle & Greiner, 2010, S. 253f), lohnt nach Meinung des Verfassers ein genauerer Blick auf seine Eignung hierfür und sein ganzes vermeintliches Potenzial. Die in dieser Arbeit zu beantwortende Fragestellung lautet daher:

Inwieweit kann ein in der Arbeitsmedizin zur individuellen Beratung erhobener Arbeitsbewältigungsindex auch innerhalb eines betrieblichen Gesundheitsmanagements (BGM) von Nutzen sein? Welche anderen mit BGM assoziierte Anwendungsarten lassen sich in der Literatur identifizieren? Was gilt es zu beachten?

Die Zielsetzung dieser Arbeit ist, das unterstreicht die Fragestellung nach Meinung des Verfassers deutlich, praktischer Natur. Ihre Ergebnisse und Ableitungen sollen als Handlungsanleitung für Akteure betrieblicher Gesundheitspolitik verstanden und umgesetzt werden können. Weitere im Rahmen der Literaturrecherche identifizierte Anwendungsarten, die nicht mit BGM im Zusammenhang stehen, können in dieser Arbeit ebenso wenig berücksichtigt werden, wie etwa andere Gesundheitsdaten oder Kennzahlen außerhalb des Arbeitsbewältigungsindex.

3.
Begriffsdefinitionen und Abgrenzung

3.1
Arbeitsbewältigungsindex

Der Arbeitsbewältigungsindex muss verstanden werden als das „Potenzial eines Menschen (...) eine bestimmte Arbeitsanforderung zu einem gegebenen Zeitpunkt zu erfüllen, zu bewältigen" (Ilmarinen & Tempel, 2007, S. 84). Demnach misst der ABI dieses Potenzial in Form eines quantifizierbaren Ergebnisses. Dieses legt dar, in welchem Ausmaß ein Mensch in Anbetracht seiner persönlichen Ressourcen die ihm vorliegenden Arbeitsbedingungen zu bewältigen vermag (Hasselhorn & Freude, 2007, S. 14). Entscheidend hierbei ist die Tatsache, dass somit nicht generelle Leistungsfähigkeit, sondern die von persönlichen Vorraussetzungen und momentan konkret wirkenden Arbeitsbedingungen abhängige „Arbeitsfähigkeit", eben „Arbeitsbewältigungsfähigkeit", gemessen wird. Tempel et al. (2010, S. 184) konkretisieren diesen Umstand, indem sie schreiben, dass mit dem ABI die „subjektive Beanspruchung eines Menschen" gemessen sei und der Index ein Ausdruck der „Balance" zwischen der gestellten Arbeitsanforderung und der Fähigkeit diese zu bewältigen ist. „Arbeitsfähigkeit", so Prümper & Richenhagen (2011, S. 136), „ist also immer ein Paar, das durch eine Person und eine Situation (aktuelle Arbeitsanforderung: Anm. d. Verf.) gekennzeichnet ist". Ihr Zusammenwirken hat stetigen Einfluss auf diese Balance, kann weiterentwickelt oder stabil gehalten, aber auch allzu leicht reduziert werden (Prümper, 2012, S. 235).

Je höher der ABI-Wert, desto größer und ausgewogener erscheint die Balance zwischen den beiden zuvor dargestellten Größen (Ilmarinen & Tempel, 2007, S. 84). Niedrige Werte zeigen zwar ein Missverhältnis auf und begründen hiermit einen Handlungsbedarf im weiteren Sinne, mögliche Ursachen können jedoch „nur" abgeleitet, nicht abgelesen werden (vgl. z. B. auch Elsner, 2005). Dem Ergebnis entsprechend erfolgt eine Einstufung in eine von vier Kategorien mit Benennung daraus abzuleitender Notwendigkeiten:

- sehr guter Index, Erhaltung der Arbeitsfähigkeit,
- guter Index, Förderung der Arbeitsfähigkeit,
- mäßiger Index, Verbesserung der Arbeitsfähigkeit und
- schlechter Index, Wiederherstellung der Arbeitsfähigkeit.[3]

Unabhängig vom Ergebnis spiegelt der ABI folgerichtig immer zwei Seiten wider, Stärken in Form von Ressourcen und Schwächen in Form von Beanspruchungen (Tempel, 2010, S. 233). Diesem Umstand verdient der ABI seine betriebsärztliche Attraktivität, trägt er somit doch zur Identifizierung jener Beschäftigten bei, die arbeitsmedizinische Betreuung in besonderem Maße nötig zu haben scheinen (Tempel & Giesert, 2005, S. 17).

3.2
Betriebliches Gesundheitsmanagement

Einem uneinheitlichem Verständnis von BGM vorbeugend, bedarf es an dieser Stelle einer einkreisenden Begriffsdefinition. Dies erscheint unabdingbar, um die oben dargestellte Fragestellung nach möglichen Anwendungsarten innerhalb eines BGM zielgerichtet beantworten zu können. Verstünde man BGM im Sinne dieser Arbeit im Wesentlichen „nur" als erweiterte betriebliche Gesundheitsförderung, ergäben sich mit hoher Wahrscheinlichkeit automatisch deutlich weniger Anwendungsbereiche für den ABI als bei einem ganzheitlichen Ansatz von BGM.

BGM soll demnach an dieser Stelle mehr sein als punktuelle Einzelmaßnahmen betrieblicher Gesundheitsförderung, vielmehr ein kontinuierlicher, die Beschäftigten begleitender Prozess (BAuA, 2013, S. 115), welcher gesundheitsbezogene Aspekte zur Zielgrundlage aller unternehmerischen Entscheidungen macht (Faller, 2010, S. 25). Rosenbrock (2003, S. 22) fügt dieser Definition die Bedeutung der Partizipation „aller betrieblichen Akteure" bei, dem der ABI mittels Erhebung am Beschäftigten selbst sicherlich zumindest entgegenkommt[4]. Nur durch Partizipation, so Rosenbrock, ist

---

[3] Das dem ABI zugrunde liegende Konzept der Arbeitsfähigkeit wird im 4. Kapitel dargestellt.

[4] Für einige Autoren ist der ABI allerdings wenig partizipativ, allenfalls informativ (Georg & Peter, 2005, S. 22).

eine Veränderung der Betriebskultur möglich und dies sei das hauptsächliche Kriterium eines betrieblichen Gesundheitsmanagements. Hierfür ist nicht zuletzt aber auch die „Entwicklung betrieblicher Strukturen und Prozesse" von Nöten, „die die gesundheitsförderliche Gestaltung von Arbeit und Organisation und die Befähigung zum Gesundheitsfördernden Verhalten der Mitarbeiter zum Ziel haben" (Badura et al., 2010, S. 33). Diese Trias aus Strukturen, Prozessen und Partizipation möge an dieser Stelle kennzeichnend sein für die in der Folge genutzte Merkmalsdefinition von BGM.

Strukturelle Definitionen ergänzen diese Trias, indem sie einerseits die notwendige Differenzierung eines BGM von den Ansätzen eines erweiterten Arbeitsschutzes und einer betrieblichen Gesundheitsförderung unterstreichen, andererseits aber auch den Umstand betonen, dass sich ein funktionierendes BGM diesen beiden ersten Ansätzen bedienen und mit weiteren „Ansätzen des Personal- und Gesundheitsmanagements" kombinieren muss, um Wirksamkeit entwickeln zu können (Sachverständigenrat, 2006, S. 253). Prozesshafte Auslegungen von BGM schließen sich dem an; kommt doch gerade der Wirksamkeitsüberprüfung sowohl als Prozessergebnis als auch als erneuter Prozessauslöser eine besondere Bedeutung zu (Abb. 1). Beispielhaft sei hier der am Deming-Kreis[5] orientierte Bielefelder Lernzyklus genannt (Diagnose => Interventionsplanung => Intervention => Evaluation => Diagnose => ...), welcher am Ende eines 10-Punkte-Planes betriebspolitischer und struktureller Mindeststandards den „Fahrplan" eines BGM aufzeigen kann (Walter, 2010, S. 148f). Andere prozesshafte Auslegungen sind mitunter umfangreicher, im Grunde aber ähnlich (Deming-Kreis), ergänzen etwa eine Phase der „Sensibilisierung" der betrieblichen Akteure für bestimmte Themen im Vorfeld oder unterstreichen die Bedeutung der bereits festgehaltenen Partizipation (vgl. Pieck, 2010, S. 107).

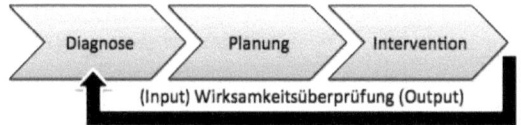

Abb. 1: Wirksamkeitsprüfung im PDCA-Zyklus als In- und Output-Variable (eig. Darstellung)

---

[5] oder PDCA-Zyklus (plan, do, check, act)

4.

Theoretischer Hintergrund und Bestandsaufnahme

4.1

Konzepte des Arbeitsbewältigungsindex

Das dem ABI zugrunde liegende Konzept ist das der Arbeitsfähigkeit (Abb. 2)[6]. Es fußt auf einer repräsentativen Längsschnittstudie und stellt das bereits oben beschriebene Potenzial eines Beschäftigten, bestehend aus Stärken und Schwächen, eben die mit dem ABI einschätzbare Arbeitsfähigkeit[7], in den Mittelpunkt der Betrachtung (vgl. Hasselhorn & Freude, 2007, S. 9; Tempel, 2010, S. 225). Eine „nachhaltige Förderung" der Arbeitsfähigkeit, und dies schließt Wiederherstellung, Verbesserung und Erhalt im Sinne des ABI mit ein, ist nur möglich, wenn die vier sich gegenseitig beeinflussenden „Handlungsfelder" gleichsam betrachtet und bearbeitet werden (Hasselhorn & Freude, 2007, S. 11). Die körperliche und mentale Gesundheit ist im Rahmen des Konzeptes dabei sicherlich nicht nur symbolisch an „oberster Stelle" zu sehen (steht sie doch für das Individuum selbst), jedoch ist Gesundheit auch in hohem Ausmaße nicht in der Lage, Defizite in den anderen drei Bereichen adäquat auszugleichen (Tempel, 2010, S. 225).

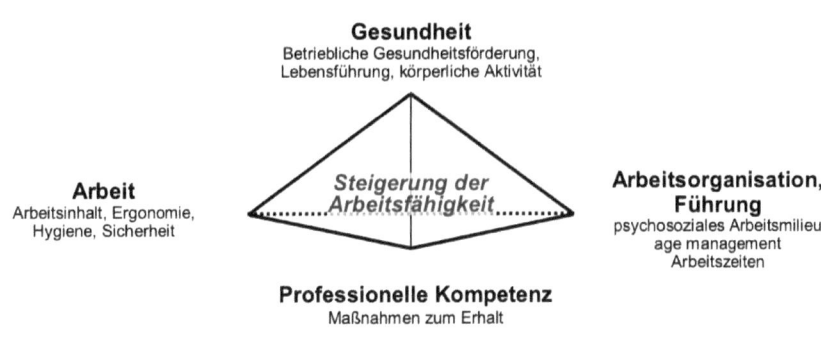

Abb. 2: Konzept der Arbeitsfähigkeit (Hasselhorn & Freude, 2007, S. 12)

---

[6] Auf eine Darstellung des Konzeptes des Hauses der Arbeitsfähigkeit wird an dieser Stelle verzichtet. Hierbei handelt es sich um eine weitere Darstellung des Konzeptes der Arbeitsfähigkeit, welches nahezu identisch ist und hauptsächlich zur Veranschaulichung dient (Hasselhorn & Freude, 2007, S. 9).

[7] Der Begriff Arbeitsbewältigungsfähigkeit wird im Konzept synonym verwendet.

Neben der individuellen Gesundheit beeinflussen drei weitere Handlungsfelder die Arbeitsfähigkeit (Tempel, 2010, S. 227f):

- Arbeitsinhalte und („alternsgerechte") Arbeitsbedingungen, welche ohne Ausnahme mittels (auch psychischen) Gefährdungsanalysen erfasst sein müssen,
- die Kompetenz(en) des Beschäftigten in Form von Bildung und Wissen, Erfahrung und Sozialkompetenz,
- sowie die Arbeitsorganisation, etwa das Ausmaß von Handlungsspielräumen, die Arbeitskultur aber insbesondere auch die Qualität der Führung dem Beschäftigten gegenüber.

Ilmarinen und Tempel (2007, S. 87) unterstreichen die Notwendigkeit der Bearbeitung dieser vier Handlungsfelder in Summe, um einen ABI interpretieren zu können. Dies sei unabhängig von seinem Ergebnis notwendig, zeige die Analyse doch stets „Stärken und Schwächen" gleichermaßen auf. Damit öffnet sich zeitgleich die Chance die vier Handlungsfelder ebenso als Präventionsfelder zu verstehen. Finnische Studien zeigen auf, dass verbessertes Führungsverhalten, Maßnahmen der Arbeitsgestaltung und individuelle Gesundheitsförderung (in dieser Reihenfolge) den stärksten positiven Einfluss auf Arbeitsfähigkeit ausüben, und dies auch noch in hohem Alter (Hasselhorn & Freude, 2007, S. 7 & 34f; Prümper & Richenhagen, 2011, S. 140f). In diesem Zusammenhang ist ebenfalls festzuhalten, dass, wenn auch wenig überraschend, die Kombination von Maßnahmen mehrerer Handlungsfelder einen signifikant stärkeren Einfluss auf die Arbeitsfähigkeit ausübt als keine oder isolierte Maßnahmen (Abb. 3).

Der ABI-Wert für sich, in Form von sehr niedrigen Punktwerten, erweist sich wiederum als starker Prädiktor für Arbeitsunfähigkeit und das Risiko vorzeitiger Erwerbsunfähigkeit. Dies konnte in mehreren Studien dargelegt werden (vgl. Hasselhorn & Freude, 2007, S. 14). Finnische Studien an über 100.000 Arbeitnehmern zeigen auf, dass 38% der niedrigen ABI-Werte-Träger fünf Jahre später frühverrentet waren; bei den Personen mit hohen ABI-Werten waren es nur 1%.

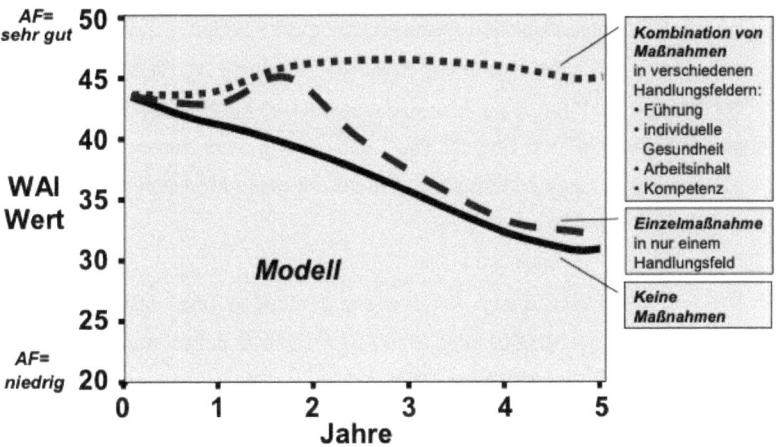

Abb. 3: Präventionsabhängige ABI-Entwicklung (Richenhagen, 2003)

4.2
Kritik am Arbeitsbewältigungsindex

Nur ein enger, überschaubarer Autorenkreis berichtet in der vorliegenden, per Hand-suche aufgefundenen Basisliteratur über den ABI und seine Anwendungsmöglichkei-ten. Hierbei handelt sich entweder um die Autoren, die den ABI mitentwickelt haben (Ilmarinen, Tuomi), deren deutsche „Treiber" (Tempel) oder Autoren der BAuA bzw. des WAI-Netzwerkes (z. B. Hasselhorn, Freude)[8]. Andere Autoren wenden sich mit auffälliger Häufigkeit dem zentral erscheinenden Kritikthema des ABI zu, sein Außer-achtlassen verhältnispräventiver Sichtweisen, der fehlende Blick auf die Belastungs-situation der Beschäftigten (vgl. z. B. Zepke & Stieger, 2010; Elsner, 2005, Georg & Peter, 2005). Aus der ultra-individuellen Ausrichtung des ABI, gekennzeichnet durch eine sehr krankheitsorientierte Abfrage individuell empfundener Beanspruchung, re-sultiert die theoretisch unumgängliche Notwendigkeit, den ABI mit anderen Fragebo-geninstrumenten zu kombinieren. Dieser Annahme liegt das klassische arbeitswis-senschaftliche Belastungs-Beanspruchungsmodell zu Grunde (vgl. Rutenfranz et al.,

---

[8] 2004 wurde an der Bergischen Universität Wuppertal das WAI-Netzwerk gegründet, finanziert von der BAuA. Die Finanzierung läuft 2015 aus. Der Fortgang des Netzwerkes ist unklar.

9

1993, S. 584). Dieses besagt, dass eine identische Belastung, etwa Schichtarbeit, zu individuell unterschiedlichen Beanspruchungssituationen führen kann, weil die Beanspruchung von „intervenierenden Faktoren" abhängig ist. Hierbei handelt es sich um persönliche Faktoren, etwa Alter, Gesundheit und Familienstatus, aber auch um Faktoren der Arbeits- und Umwelt. Die Beobachtung einer zunehmenden Streuung von ABI-Werten mit steigendem Alter verdeutlicht diese Modellannahme praktisch (Hasselhorn & Freude, 2007, S. 37.)

Die Nichtberücksichtigung von Belastungssituation und -faktoren veranlasst beispielsweise Elsner (2005) dazu, den ABI als primär defizit- statt ressourcenorientiert zu bezeichnen. Der ABI trennt demnach den gültigen Zusammenhang von Verhältnis- und Verhaltensprävention künstlich auf und zielt nach Ansicht vieler Autoren nur auf die Verhaltensprävention ab (Georg & Peter, 2005, S. 22). Der eingangs erwähnte Autorenkreis ist diesbezüglich allerdings äußerst selbstkritisch und empfiehlt ausdrücklich die Hinzunahme belastungsprüfender Instrumente wie den Kurz-Fragebogen zur Arbeitsanalyse (KFZA) oder den IMPULS-Test, da der Belastungseinfluss nur indirekt erfragt sei (Tempel, 2010, S. 233; Hasselhorn et al., 2005). Die Verhältnisprävention bliebe so nicht unberücksichtigt.

Ein weiterer häufig genannter Kritikpunkt ist der des Datenschutzes. Die mit dem ABI erhobenen Daten sind hochsensibel und könnten im Falle einer Fehlinterpretation als Daten der allgemeinen Leistungsfähigkeit (s. o.) zu Selektionszwecken (vgl. Hasselhorn et al., 2005) oder Schuldzuweisungen im Sinne eines „Nichtmehr-Könnens" missbraucht werden (Georg & Peter, 2005, S. 24). Seine Verwendung ist daher originär in der (der Schweigepflicht unterliegenden) Betriebsmedizin vorgesehen und selbst dort müssen die Fragen eines ABI selbstverständlich nicht beantwortet werden, dies bleibt stets freiwillig. Auch stellt sich die Frage nach möglichen Informationsdurchmischungen oder Interessenskonflikten seitens der Betriebsärzte, etwa bei eingeforderten Stellungnahmen zu Arbeitsplatzwechseln oder krankheitsbedingten Kündigungen. Andere Anwendungsorte ausserhalb der Betriebsmedizin müssen daher erst recht auf den Aspekt des Datenschutzes ein besonderes Augenmerk legen.

4.3

Regeln zum betrieblichen Einsatz des Arbeitsbewältigungsindex

In der Literatur finden sich weitestgehend identische Grundsätze zur Anwendung des ABI (exemplarisch: Bergische Universität Wuppertal, 2014).

- Die Anwendung des ABI ist den Experten vorbehalten (Betriebsmedizin, Arbeitswissenschaft).
- Die primären Anwendungsarten sind der ABI-Dialog, die Betriebsepidemiologie und die Evaluation betrieblicher Gesundheitsförderung[9].
- Die Berücksichtigung des Datenschutzes muss stets gewährleistet sein.
- Unternehmen, die den ABI anwenden, müssen um das Konzept der Arbeitsfähigkeit wissen, um über den ABI-Dialog hinaus seine Potenziale nutzen zu können.
- Der Anwendung des ABI sollte die Unternehmensführung schriftlich zugestimmt haben. Der Abschluss einer Betriebsvereinbarung ist dringend empfohlen, alternativ ist eine „duldende Kenntnisnahme" möglich.
- Die Beschäftigten müssen über die Freiwilligkeit zur Messung des ABI aufgeklärt sein.
- Aggregierte Daten sollten eine Personenanzahl von unter 10 (andere Quellen sagen auch weniger 50) nicht unterschreiten, um eine Anonymität gewährleisten zu können.
- Die Bewertung der Ergebnisse sollte interdisziplinär und partizipativ erfolgen.
- Schlechte Ergebnisse sind niemals individuell und isoliert zu betrachten, sondern stets als bereits oben dargestelltes Missverhältnis. Eine ganzheitliche Situationsbetrachtung ist unabdingbar.
- Der ABI sollte nach Möglichkeit von den Beschäftigten selbstständig ausgefüllt und nicht im Interview erhoben werden.

---

[9] „Die individuelle, nicht kommerzielle und wissenschaftliche Nutzung und Anwendung des WAI-Fragebogens ist frei. Die Anwendung des WAI-Fragebogens im betrieblichen Kontext durch Unternehmen selber oder Dritte muss vorher durch das WAI-Netzwerk genehmigt werden" (Bergische Universität Wuppertal, 2014, S. 7).

5.

Methode

Zur Beantwortung der Fragestellung bzw. zur Darstellung des derzeitigen For-schungsstandes wurde vom Verfasser eine systematische Literaturrecherche durch-geführt (Stand: 27.04.2015). Diese ist im Gegensatz zu einer narrativen Literatursu-che weniger anfällig für Subjektivität und Ergebnisverzerrungen (Hussy, Schreier & Echterhoff, 2010, S. 153). Ziel hierbei war, entgegen eines systematischen Reviews, die Gewinnung eines Überblickes vorhandener Literatur zu oben genannter Frage-stellung.

Gesucht wurden Artikel in Fachzeitschriften und Fachbüchern, Studien, Projekteva-luationen, Tagungsberichte und Dissertationen aus den Jahren 1995 bis 2015. Vor-herige Handsuchen lassen für diesen Zeitraum ausreichend Ergebnisse erwarten, da der Arbeitsbewältigungsindex erst seit Beginn der 1990er Jahre in Deutschland zur Anwendung gekommen ist[10] (vgl. Tuomi et al., 2001; Ilmarinen & Tempel, 2002, Has-selhorn & Freude, 2007). Kommentare und Editorials wurden ebenso ausgeschlos-sen, wie Quellen ohne gleichzeitigen Bezug zu Arbeitsbewältigungsindex und be-trieblichem Gesundheitsmanagement. Ferner wurden aus Gründen des Umfanges lediglich deutschsprachige Ergebnisse berücksichtigt. Die verwendete Suchsyntax, die benutzen Datenbanken und die Anzahl der jeweiligen Rechercheergebnisse sind der Tabelle 2 zu entnehmen[11].

Eine regelmäßige Trunkierung der Begriffe „Arbeitsbewältigungsindex" und „Gesund-heitsmanagement" beugte unterschiedlicher sprachlicher Verwendung vor (Plural, Genetiv). Die Ermittlung dieser schlussendlich benutzen Suchbegriffe beruht auf um-fangreicher Handsuche vorausgewählter Literatur und Studien und der dort vergebe-nen Schlüsselwörter. Auf die theoretisch mögliche Kombination der Suchsyntax „BGM AND WAI OR BGM AND ABI" wurde aufgrund unüberschaubarer Fehlergeb-nisse unterschiedlichster Disziplinen verzichtet.

---

[10] Die erste deutsche Übersetzung ist von 1995 (Karazman et al., 1995).

[11] Ein und dieselbe Quelle wurde mitunter regelmäßig in mehreren / allen Datenbanken aufgefunden.

Tab. 2: Suchsyntax, Datenbanken und Anzahl der jeweiligen Rechercheergebnisse

Datenbank:	Karlsruher Virtueller Katalog (BASE, DNB, GBV, ZDB)	MEDPILOT	SpringerLink	Bibliotheks-katalog der Universität Bielefeld
Syntax:				
Arbeitsbewältigungsind* AND Gesundheitsmanagemen*	2	4	20	2
Arbeitsbewältigungsind* AND BGM	0	2	11	0
ABI AND Gesundheitsmanagemen*	2	2	25	1
WAI AND Gesundheitsmanagemen*	1	3	41	3
work ability index AND Gesundheitsmanagemen*	2	6	69	3
work ability index AND BGM	0	0	27	1
workabilityindex AND Gesundheitsmanagemen*	0	12	0	0
workabilityindex AND BGM	0	2	0	0

Gesucht wurde nach Übereinstimmung der Suchsyntax mit Titel, Kurzzusammenfassung oder Schlüsselbegriffen; wo möglich, fanden Volltextsuchen statt. Der Ablauf der Literaturrecherche erfolgte in Anlehnung gängiger Verfahren, wie beispielsweise dargestellt von Kunz, Khan, Kleijnen & Antes (2009, S. 23). Sämtliche Suchergebnisse wurden anhand ihrer Kurzzusammenfassung gesichtet, so dass zunächst 25 Quellen als relevant eingeschlossen wurden. Hierzu gehörte teilweise auch die bereits im Vorfeld genutzte Basisliteratur (6 Quellen).

Nach Beschaffung und Bewertung der Volltexte konnten wiederum 7 Quellen als irrelevant ausgeschlossen werden, so dass 18 Quellen in der Ergebnisdarstellung ihre Berücksichtigung finden. Die Gründe für die Ausschlüsse sind nicht sehr zahlreich. Entweder handelte es sich um thematisch identische Veröffentlichungen der gleichen

Autoren in unterschiedlichen Medien oder es konnten keine Angaben zur Beantwortung der Fragestellung aus dem Volltext abgeleitet werden.

6.

Ergebnisse

Insgesamt konnten in der gesichteten Literatur neun Anwendungskomplexe des ABI identifiziert werden. Diese lassen sich in drei Kategorien zusammenfassen, die originären Anwendungsformen (2x), daraus ableitbare BGM-assoziierte Anwendungsarten (5x) und alternative, ergänzende Einsätze (2x).

6.1

Originäre Anwendungsformen des Arbeitsbewältigungsindex

Zu den originären Anwendungsformen gehört an erster Stelle der ABI-Dialog, sprich die Verwendung des ABI als Dialog- und Coaching-Instrument im Rahmen arbeitsmedizinischer Betreuung. Die Möglichkeit der indirekten gesteuerten Förderung der beratenen Mitarbeiter mittels individuellem Stärken-Schwächen-Profil ist der ursprüngliche Verwendungszweck des ABI (vgl. z. B. Tempel, 2010, S. 232f). Das dies sehr gut zu funktionieren scheint, zeigen prominente Beispiele wie z. B. Thyssen-Krupp oder Henkel (Breutmann & Adenauer, 2007, S. 11; Mölders, 2009, S. 196f; Reifferscheid, 2011, S. 121). Kritische Stimmen in diesem Zusammenhang sind selten, betonen aber nachvollziehbar den erschwerten „vertrauensvollen" Einsatz des ABI für diesen Zweck, wenn es betriebsärztlich vordergründig um die Bescheinigung konkreter Eignungen der Beschäftigten geht (z. B. Feuerwehrtauglichkeit, vgl. Peschke, 2002, S. 35).

Der zweite originäre Anwendungskomplex des ABI besteht aus dem Paket Längsschnittbeobachtung, Betriebsepidemiologie und Evaluation. Zeitliche Längsschnitte von Individuen oder Kohorten ermöglichen eine Beobachtung der Entwicklung der Arbeitsfähigkeit. Dies kann auch differenziert erfolgen (z. B. Alter, Geschlecht, Berufsgruppen), selbst globale Vergleiche sind möglich, steht der ABI doch in über 25

Übersetzungen und mit dem WAI-Netzwerk ein Ansprechpartner für Referenzdaten zur Verfügung (vgl. Tempel et al., 2010; Hasselhorn & Freude, 2007; Bergische Universität Wuppertal, 2014). Betriebsepidemiologisch können abteilungs- bzw. standortbezogene oder berufsgruppenabhängige Vergleiche angestrengt werden (vgl. z. B. Mölders, 2009, S. 197f; Seibt et al., 2002). Auch dann ist, wenn die Kohorten groß genug sind, eine weitere Differenzierung, z. B. nach Alter, noch möglich. Hierdurch entstehen im Ergebnis betriebliche ABI-Landkarten, aus denen wiederum Bedarfe erkannt und Maßnahmen abgeleitet werden können. Um Entwicklungen des ABI an Individuen oder Kohorten z. B. nach Veränderungen am Arbeitsplatz oder nach Maßnahmen betrieblicher Gesundheitsförderung zu erkennen, kann der ABI darüber hinaus dann auch evaluativ (Prä- und Postmessung) verwendet werden (vgl. z. B. Breutmann & Adenauer, 2007, S. 11f; Mölders, 2009, S. 197f; Prümper, 2012, S. 242f).

6.2
Ableitbare Anwendungsarten des Arbeitsbewältigungsindex (BGM)

Aus dem ursprünglichen Verwendungszweck des ABI heraus lassen sich fünf weitere, BGM-assoziierte Anwendungsarten in der Literatur identifizierend ableiten:

- der ABI als Orientierungshilfe für ein BGM,
- der ABI als Kennzahl für ein BGM,
- der ABI als Instrument der Partizipation innerhalb eines BGM,
- der ABI als Hilfestellung im Age- und Demographiemanagement und
- der ABI als Katalysator betrieblicher Gesundheitskommunikation.

Nach Ansicht vieler Autoren ist der ABI gut dafür geeignet, eine erste grobe Einschätzung der kollektiven Arbeitsfähigkeit eines Unternehmens zu ermitteln (z. B. Schauer, 2006, S. 85; Seiler, 2009, S. 11). Laut Deutscher Rentenversicherung ist der ABI sogar in der Lage, den betrieblichen Rehabilitationsbedarf zu erfassen, eine Einschätzung, der andere Autoren vorbehaltlos folgen (z. B. Radoschewski et al., 2009, S. 108f; Timm, 2007, S. 145). Auf individueller Ebene sollte der ABI demnach durchaus auch als Screening-Instrument betitelt werden, welches arbeitsmedizinischbetreuungspflichtige Arbeitnehmer leichter identifizieren lässt (s. o.; Tempel & Gie-sert, 2005, S. 17). Kollektiv ausgewertet kann der ABI einem BGM dann dahinge-hend Orientierung geben, dass der Handlungsbedarf für die vier Präventionsfelder (s. o.) getrennt ermittelt werden kann (Hasselhorn & Freude, 2007, S. 34f). Im Falle von Priorisierungs- oder Rationalisierungsbedarf ist es möglich, auf dieser Grundlage zielgerichtete BGM-Strategien zu entwickeln.

Der ABI ist ferner als sinnvolle Ergänzung eines Kennzahlensystems für ein BGM zu sehen (z. B. Langhoff, 2009, S. 191; Peschke, 2002, S. 34). Der ABI ermöglicht es, subjektive Arbeitsbewältigungsfähigkeit in Form einer aggregierten Kennzahl Be-standteil einer betrieblichen Gesundheitsberichterstattung werden zu lassen. Dies erscheint insbesondere deshalb ratsam, weil der ABI eine hohe Vorhersagekraft für drohende Arbeits- und Erwerbsunfähigkeit besitzt. Regelmäßig berichtend dargestellt ist der ABI folglich als Frühwarnsystem hierfür aufzufassen (z. B. Hasselhorn & Freu-de, 2007, S. 14; Breutmann & Adenauer, 2007, S. 6f; Schauer, 2006, S. 70; Goed-hard, 2002, S. 20).

Das dem ABI zugrunde liegende Konzept ist partizipativ. Die zentrale Frage des ABI-Dialoges, was einerseits der Beschäftigte selbst und andererseits das Unternehmen tun können, um die Arbeitsfähigkeit zu verbessern, unterstreicht bereits die gleichbe-rechtigte Bedeutung der Verhältnisprävention (Tempel, 2010, S. 233). Kommt dieser Dialog im Unternehmen systematisch zum Einsatz, erwächst aus diesem ein Coa-ching für Mitarbeiter und Unternehmen gleichermaßen. Die im ABI-Dialog gewonnen Antworten können, anonym gesammelt und zusammengefasst, z. B. in betrieblichen Gesundheitszirkeln weiterbearbeitet werden (Tempel et al., 2010, S. 188; Langhoff, 2009, S. 199). Somit lassen sich auch komplexe betriebliche Problemstellungen klassisch partizipativ ergründen. Abgeleitete Maßnahmen oder Ergebnisse könnten anschließend an Mitarbeiter und Vorgesetzte zurückgespiegelt werden.

Einem funktionalen betrieblichem Demographiemanagement kommt hinsichtlich der bevorstehenden demographischen Trendwende eine immense Bedeutung zu. Hier kann der ABI unterstützen, den notwendigen „Paradigmenwechsel", weg von einer Frühverrentungspolitik hin zu altersgerechter Arbeits- und Organisationsgestaltung, zu vollziehen (Prümper, 2012, S. 251). Die starken interindividuellen Unterschiede in der Arbeitsbewältigungsfähigkeit mit zunehmenden Alter werden durch den ABI zuverlässig aufgezeigt und ermöglichen sein kontinuierliches Messen unter sich gewollt oder nicht gewollt verändernden Bedingungen (Schauer, 2006, S. 70). Der ABI ist demnach die Informationsquelle eines betrieblichen Demographiemanagements, er misst Potenziale, Stärken und Schwächen, ermöglicht die regelmäßige Überprüfung alternsgerechter Arbeitsgestaltung und befähigt damit auch zur Steuerung alternsgerechter horizontaler Berufsverläufe im Sinne von betrieblichem Age-Management[12].

Sowohl alle bereits genannten Anwendungsformen des ABI als auch das Konzept der Arbeitsfähigkeit haben eines gemeinsam: sie fördern die betriebliche Kommunikation. In Unternehmen ohne BGM kann das Konzept der Arbeitsfähigkeit als Kommunikationseinstieg zu den Themenkomplexen Gesundheit und Arbeitsfähigkeit dienen und die Entstehung eines BGM begünstigen oder fördern (z. B. Hasselhorn & Freude, 2007, S. 11f; Reifferscheid, 2011, S. 123; Schauer, 2006, S. 87). Karazman & Kloimüller bezeichnen den ABI gar als „Ein verbindlicher Kommunikationsknoten betrieblichen Gesundheitsmanagements" (2002, S. 22f). Er verknüpft Management, Mitarbeiter und Gesundheitsakteure und schafft eine mögliche Ausgangsbasis für ein BGM (vgl. auch Prümper, 2012, S. 242). Doch auch für Unternehmen mit einem bereits bestehendem BGM kann der ABI wertvoll sein, denn „der WAI initiiert und fördert die Debatte zur betrieblichen Präventionsarbeit wie auch zu Arbeit & Alter" (Hasselhorn & Freude, 2007, S. 21).

6.3

Ergänzender Einsatz des Arbeitsbewältigungsindex

Im Rahmen psychischer Gefährdungsbeurteilung kann die oftmals kritisierte beanspruchungsfokussierte Sicht des ABI von hohem Nutzen sein. In Kombination mit diesen Umstand ausgleichenden Erhebungsinstrumenten werden mittels ABI zuver-

---

[12] Theoretisch erscheint sein Einsatz auch im Rahmen eines betrieblichen Eingliederungsmanagements (BEM) möglich (z. B. Ilmarinen & Tempel, 2007). In der recherchierten Literatur fand sich hier aber keine einzige beschriebene Anwendung. Nach Meinung des Autors steht möglicherweise das Thema Datenschutz im gegensätzlichen Interesse der am BEM-Prozess beteiligten Personen.

lässig die „Folgen" psychischer Belastungen erhoben (Peschke, 2002, S. 39; Treier, 2015, S. 53). Wenn der ABI bereits routinemäßig erhoben wird, liegt hier ein immenses Informationspotenzial zur Beurteilung psychischer Gefährdungen vor, welches valider erscheint, als aus Mitarbeiterbefragungen generierten Daten (vgl. Náchreiner, 2008, S. 51).

Die letzte dargestellte Einsatzmöglichkeit des ABI besteht in der grundsätzlichen Möglichkeit einzelne seiner Items zu analysieren (Schauer, 2006, S. 75). Eine isolierte Auswertung der Dimension 4 etwa (genauer dessen Item 2: „Ausmaß von Arbeitseinschränkungen aufgrund von Erkrankung / Verletzung"), kann als Indiz für Präsentismus gewertet werden (Emmermacher, 2008, S. 99f). Großflächig betrieblich ausgewertet ist so schnell erkennbar, ob ein Bedarf nach exakterer Bestimmung von Präsentismus vorzuliegen scheint.

7.

Diskussion und Interpretation

Die in der Ergebnisdarstellung präsentierten Anwendungsarten des ABI lassen sich nach Meinung des Verfassers in hohem Ausmaße in Bezug zu der herausgearbeiteten Merkmalsdefinition eines BGM bringen (Prozesse, Strukturen, Partizipation). Der ABI hilft beim Aufbau gesundheitsbezogener Prozesse (z. B. ABI als Orientierungshilfe), unterstützt und stabilisiert diese (z. B. ABI als Kennzahl oder als Katalysator betrieblicher Gesundheitskommunikation) und untermauert dessen Beständigkeit (z. B. beim Einsatz im Age- und Demographiemanagement). Auch den üblichen prozesshaften Definitionen (PDCA) von BGM kann der ABI in vollem Umfang entsprechen. Als Diagnose-, Planungs-[13] und Evaluationsinstrument gleichermaßen zeigt der ABI eine starke Vielfältigkeit auf. Da der ABI aber auch als Dialog- oder Coachinginstrument und damit als Interventionsmaßnahme eingesetzt werden kann, ist er in allen vier Phasen, z. B. eines Bielefelder Lernzyklus, einsetzbar. Seine Verwendung im Prozesskontext erscheint demnach angeraten, vor allem dann, wenn bereits Datenmaterial vorliegt. Auch dem BGM-Merkmal der Partizipation kommt der ABI durch Er-

---

[13] Meint die Verwendung als Orientierungshilfe im Kontext der Arbeit mit den vier Präventionsfeldern.

hebung am Beschäftigten wenigstens entgegen, je nach tatsächlicher Verwendung (ABI-Coaching und Gesundheitszirkel) ist er sogar als klassisch partizipativ zu bezeichnen und fördert und stärkt Partizipation nachhaltig. BGM-Strukturen kann der ABI allerdings nicht schaffen, diese müssen vorhanden und gewollt sein, im Sinne von vorhandenem Bewusstsein für das Konzept der AF, denn wichtiger als der einzelne Indexwert ist das zugrundeliegende Konzept, welches gleichberechtigte Kooperation verlangt und fördert (Tempel & Giesert, 2005, S. 16).

Der Einsatz des ABI innerhalb eines BGM erscheint erstrebenswert, solange seine bereits thematisierten Einschränkungen berücksichtigt werden. Dem berechtigten Vorwurf der dominierenden Subjektivität muss durch Kombinationseinsatz weiterer Instrumente unbedingt begegnet werden: „Abgesehen von der Anzahl der durch den Arzt diagnostizierten Erkrankungen und der Anzahl der Krankentage wird das Befragungsergebnis (…) ausschließlich von der subjektiven „Sichtweise" des Arbeitnehmers bestimmt" (Freude et al., 2002, S. 65). Die gleichzeitige Betrachtung von Belastungsfragen ist daher zwingend und eine isolierte Betrachtung des ABI sicherlich ein arbeits- und gesundheitswissenschaftlicher „Kunstfehler".

Eine größere Gefahr, vor allem für im Aufbau befindliche Gesundheitsmanagementsysteme, liegt nach Meinung des Autors aber in der möglichen Fehlinterpretation des ABI bei unzureichender Kenntnis über das Konzept der AF. Aufgefundene Literaturstellen wie etwa „die berufliche Leistungsfähigkeit wurde mit dem Work-Ability-Index (WAI) operationalisiert" (Bethge et al., 2009, S. 200) oder „Er (der ABI: Anm. d. Verf.) zeigt, wie gut ein Arbeitnehmer in der Lage ist, seine Arbeit zu leisten" (Mölders, 2009, S. 196) lassen das grundsätzliche Problem anschaulich erkennen. Hier kann, über eine fehlgelenkte Leistungsfähigkeitsdebatte, sprichwörtlich „Erde verbrannt" werden, in der kein BGM mehr zeitnah „keimen" kann, weil zumindest bei Beschäftigten und deren Arbeitnehmervertretungen die für ein BGM notwendige Vertrauensbasis in das Instrument des ABI schwinden dürfte. Dass Arbeitsbewältigungsfähigkeit vielmehr ein dynamischer, sich verändernder Prozess ist, hat die zuvor dargestellte Forschung hinreichend belegen können. Der ABI als BGM-Instrument kann dies im eigenen Unternehmen sowohl aufzeigen, als auch Hilfestellungen zur Problembearbeitung anbieten.

Die Vorteile der dargestellten Anwendungsarten überwiegen deutlich. Der ABI ist ein verlässliches, standardisiertes und evaluiertes Instrument, dies geben sogar seine stärksten Kritiker zu (vgl. Elsner, 2005, S. 13). Sein fokussierter Blick auf die Verhaltensprävention sollte eher auch als Vorteil begriffen werden; denn dadurch wird zurecht auch die Eigenverantwortung des Einzelnen betont und dessen Selbstbeobachtungskompetenz[14] geschärft (Breutmann & Adenauer, 2007, S. 5). Darüber hinaus ist die möglicherweise zu unrecht zu stark kritisierte Subjektivität des ABI schlussendlich ausschlaggebend für das eigene Empfinden von individueller Arbeitsbewältigungsfähigkeit und somit vielleicht entscheidender als objektive Belastungen oder aber der objektive Gesundheitszustand (Schauer, 2006, S. 84-87).

Mit der regelmäßigen Erhebung des ABI im Rahmen betriebsärztlicher Untersuchung und Vorsorge ist die Firma xy auf dem richtigen Weg. Die Arbeitsbewältigungsfähigkeit unterliegt vielen, auch externen Einflüssen, die wiederum zu spontanen Verläufen führen. Eine Erhebung im Durchschnitt alle drei Jahre kann dies relativieren und eine stetige Aktualität gewährleisten. Der ABI ist bei der Belegschaft akzeptiert, dies sicherlich auch, weil er nicht zusätzlich zu einer Anamnese, sondern als Standardanamnese platziert ist. Der Aufwand für alle Beteiligten ist gering und entspricht den modernen Anforderungen an die Durchführungsökonomie (vgl. Seiler, 2009, S. 11).

8.

Fazit

Nicht zuletzt unter dem Gesichtspunkt der demographischen Trendwende wird der Druck nach Instrumenten wie dem ABI steigen. Dies wird unbestritten in Branchen mit hohen körperlichen und psychischen Arbeitsanforderungen, wie auch in der Schichtarbeit allgemein zutreffend sein[15]. Arbeitsbewältigungsfähigkeit ist individuell und es braucht zu seiner Bestimmung ein individuelles Messverfahren (Langhoff, 2009, S. 189). Der Arbeitsbewältigungsindex wird dieser Anforderung gerecht und

---

[14] Die Selbstbeobachtungskompetenz wird sicherlich auch auf betrieblicher Ebene, beim Unternehmen selbst gesteigert, wenn der ABI z. B. als Kennzahl Verwendung findet.

[15] Dies bestätigen die eigenen ABI-Belegschaftswerte des Autors im Vergleich Schichtarbeit / keine Schichtarbeit signifikant.

noch vieles mehr. Er ist vielfältig einsetzbar. Er sensibilisiert zu den Themen Präventi-on, Arbeit, Alter und Gesundheit, unterstützt alle typischen BGM-Prozesse und för-dert partizipative BGM-Strukturen. Unternehmen, die ein BGM einrichten wollen, können den ABI als Einstieg hierzu nutzen und auf ihn aufbauen. Für bereits beste-hende BGM-Strukturen ist der ABI eine wertvolle Ergänzung, insbesondere im The-menfeld Demographie und Age-Management. In Unternehmen, wie denen des Ver-fassers, wo der ABI bisher nur im betriebsärztlichen Kontext Verwendung fand, sollte dringlich auf sein Potenzial als Kennzahl, z. B. als Bestandteil betrieblicher „Gesund-heitsberichterstattung" , zurückgegriffen werden.

Zukünftige Arbeiten dieser Art müssen, wenn es der Umfang erlaubt, dringlich auch englischsprachige Literatur berücksichtigen, denn das Konzept der Arbeitsfähigkeit kommt nicht aus Deutschland und seine Anwendungserfahrungen sind mindestens europäisch. Wenngleich mit der BAuA ein in Deutschland potenter Unterstützer für den Arbeitsbewältigungsindex gefunden wurde und mit ihrer Publikation „Europäi-sche Erfahrungen mit dem Arbeitsbewältigungsindex" europaweite Erfahrungen deutschsprachig publiziert wurden, wäre eine bilinguale Suchstrategie sicherlich um-fassender als diese Darstellung.

Damit drängt sich zum Schluss auch die Frage des Fortbestehens des deutschen WAI-Netzwerkes auf, dessen Förderung durch die BAuA nach zehn Jahren zum 30.06.2015 ausläuft und bereits jetzt schon keine individuelle Beratung für Unter-nehmen mehr anbietet[16]. Ein misslicher Umstand für Unternehmen, die jetzt mit dem Gedanken der Integration des Arbeitsbewältigungsindex in oder für ihr BGM spielen, weil sowohl professionelle Beratung als auch die Zurverfügungstellung von Bran-chen-Referenzwerten dem Verfasser wichtig erscheinen. Eine dem Verfasser an die-ser Stelle zugesprochene Forderung sei es daher, hier dringlichen Handlungsbedarf zu signalisieren und an ein Fortbestehen des WAI-Netzwerkes zu appellieren.

---

[16] vgl. http://www.arbeitsfaehigkeit.uni-wuppertal.de

9. Literaturverzeichnis:

Badura, B., Walter, U. & Hehlmann, T. (Hrsg.) (2010). *Betriebliche Gesundheitspolitik* (2. Aufl.). Berlin: Springer.

BAuA (Hrsg.). (2013). *Why WAI? – Der Work Ability Index im Einsatz für Arbeitsfähigkeit und Prävention Erfahrungsberichte aus der Praxis* (5. Aufl.). Dortmund: Bundesanstalt für Arbeitsschutz und Arbeitsmedizin.

Bergische Universität Wuppertal (2014). *WAI-Netzwerk. Frequently Asked Questions (FAQ) 14.* Abgerufen am 14.04.2015 von www.arbeitsfaehigkeit.net

Bethke, M., Radoschewskim F. M. & Müller-Fahrnow, W. (2009). Physische und psychosoziale berufliche Belastungen, Kontrollüberzeugungen und berufliche Leistungsfähigkeit. In Deutsche Rentenversicherung Bund (Hrsg.), *Internetausgabe des Tagungsbandes zum 18. Rehabilitationswissenschaftlichen Kolloquium.* Abgerufen am 14.04.2015 von http://forschung.deutsche-rentenversicherung.de/ ForschPortalWeb/ressource?key=tagungsband_18_reha_kolloqu.pdf

Breutmann, N. & Adenauer, S. (2007). *Arbeitsfähigkeit messen und fördern: der Work Ability Index.* Abgerufen am 14.04.2015 von http://www.ergonassist.de/Publikationen/ Breutmann_192_mit%20Genehmigung.pdf

Elsner, G. (2005). Das Arbeitsbewältigungsindex: Eine Bewertung aus arbeitsmedizinischer Sicht. *Gute Arbeit, 17 (2)*, 18-21.

Emmermacher, A. (2008). *Gesundheitsmanagement und Weiterbildung. Eine praxisorientierte Methodik zur Steuerung, Qualitätssicherung und Nutzenbestimmung.* Wiesbaden: Gabler.

Faller, G. (2010). Mehr als nur Begriffe: Prävention, Gesundheitsförderung und Gesundheitsmanagement im betrieblichen Kontext. In G. Faller, *Lehrbuch Betriebliche Gesundheitsförderung* (1. Aufl., S. 23-33). Bern: Huber.

Freude, G., Ullsperger, P. & Dehoff, W. (2002). Europäische Erfahrungen mit dem Arbeitsbewältigungsindex (WAI). „Zur Einschätzung von Vitalität, Leistungsfähigkeit und Arbeitsbewältigung älterer Arbeitnehmer". In BAuA (Hrsg.), *Europäische Erfahrungen mit dem Arbeitsbewältigungsindex (Work Ability Index). Erfahrungsaustausch* (S. 61-66). Dortmund/Berlin: Schriftenreihe der Bundesanstalt für Arbeitsschutz und Arbeitsmedizin.

Georg, A. & Peter, G. (2005). Zur gesellschaftspolitischen und wissenschaftlichen Einordnung des Arbeitsbewältigungsindex. *Gute Arbeit, 17 (2)*, 22-25.

Goedhard, W. (2002). Präventive Arbeitsmedizin mit Hilfe des Arbeitsbewältigungsindex: Erfahrungen aus den Niederlanden. In BAuA (Hrsg.), *Europäische Erfahrungen mit dem Arbeitsbewältigungsindex (Work Ability Index). Erfahrungsaustausch* (S. 15-21). Dortmund/Berlin: Schriftenreihe der Bundesanstalt für Arbeitsschutz und Arbeitsmedizin.

Hasselhorn, H. M. & Freude, G. (2007). *Der Work Ability Index - ein Leitfaden.* Dortmund/ Berlin/Dresden: Schriftenreihe der Bundesanstalt für Arbeitsschutz und Arbeitsmedizin, Sonderschrift S 87.

Hasselhorn, H. M., Seibt, R., Tielsch, R. & Müller, B. H. (2005). Der Work Ability Index - Fluch oder Segen. *Gute Arbeit, 19 (4),* 33-37.

Hussy, W., Schreier, M. & Echterhoff, G. (2010). *Forschungsmethoden in Psychologie und Sozialwissenschaften.* Berlin: Springer.

Ilmarinen, J. & Tempel, J. (2002). *Arbeitsfähigkeit 2010 - Was können wir tun, damit Sie gesund bleiben?* Hamburg: VSA.

Ilmarinen, J. & Tempel, J. (2007). Arbeitsbewältigungsindex (ABI). In K. Landau, *Lexikon Arbeitsgestaltung* (1. Aufl., S. 84-87). Stuttgart: Gentner.

Karazman, R. & Kloimüller, I. (2002). Das Instrument „Work Ability Index" - Ein verbindlicher Kommunikationsknoten betrieblichen Gesundheitsmanagements. In BAuA (Hrsg.), *Europäische Erfahrungen mit dem Arbeitsbewältigungsindex (Work Ability Index). Erfahrungsaustausch* (S. 22-27). Dortmund/Berlin: Schriftenreihe der Bundesanstalt für Arbeitsschutz und Arbeitsmedizin.

Karazman, R., Geissler, H. & Kloimuller, I. (1995). *Work Ability Index. Arbeitsbewältigungsindex. Erste deutschsprachige Ausgabe.* Helsinki: Finnisches Institut für Arbeitsmedizin. Arbeitnehmergesundheitsschutz 19.

Kunz, R., Khan, K. S., Kleijnen, J. & Antes, G. (2009). *Systematische Übersichtsarbeiten und Meta-Analysen* (2. Aufl.). Bern: Huber.

Langhoff, T. (2009). *Den demographischen Wandel im Unternehmen erfolgreich gestalten. Eine Zwischenbilanz aus arbeitswissenschaftlicher Sicht.* Berlin: Springer.

Mölders, W. (2009). Erfahrungen des Bereichs Gesundheit der ThyssenKrupp Steel AG mit anerkannten und selbst entwickelten Kennzahlen. In B. Badura, H. Schröder & C. Vetter (Hrsg.), *Fehlzeiten-Report 2008* (S. 195-202). Berlin: Springer.

Nachreiner, F. (2008). *Erfassung psychischer Belastung und Rückwirkung auf die Arbeitsgestaltung – Grenzen der Aussagekraft subjektiver Belastungsanalysen.* Abgerufen am 14.04.2015 von http://www.ergonassist.de/Publikationen/ Nachreiner_198-1_mit%20Genehmigung.pdf

Peschke, M. (2002). Work Ability Index (WAI) als Instrument der arbeitsmedizinischen Vorsorge. In BAuA (Hrsg.), *Europäische Erfahrungen mit dem Arbeitsbewältigungsindex (Work Ability Index). Erfahrungsaustausch* (S. 34-40). Dortmund/Berlin: Schriftenreihe der Bundesanstalt für Arbeitsschutz und Arbeitsmedizin.

Pieck, N. (2010). Prämissen der Betrieblichen Gesundheitsförderung - ein Überblick. In G. Faller, *Lehrbuch Betriebliche Gesundheitsförderung* (1. Aufl., S. 105-111). Bern: Huber.

Prümper, J. (2012). Herausforderung demografischer Wandel: Von der Arbeitsunfähigkeit zum Haus der Arbeitsfähigkeit. In L. von Rosenstiel, E. von Hornstein & S. Augustin (Hrsg.), *Change Management Praxisfälle. Veränderungsschwerpunkte Organisation, Team, Individuum* (1. Aufl., S. 233-252). Berlin: Springer.

Prümper, J. & Richenhagen, G. (2011). Von der Arbeitsunfähigkeit zum Haus der Arbeitsfähigkeit: Der Work Ability Index und seine Anwendung. In B. Seyfried, *Ältere Beschäftigte: Zu jung, um alt zu sein. Konzepte - Forschungsergebnisse - Instrumente.* (S. 135-146). Bielefeld: Bertelsmann.

Radoschewskim F. M., Müller-Fahrnow, W. & Bethge, M. (2009). Eingeschränkte Arbeitsfähigkeit als Indikator für Rehabilitationsbedarf - Einsatz des Work Ability Index (WAI) in einer Versichertenbefragung. In Deutsche Rentenversicherung Bund (Hrsg.), *Internetausgabe des Tagungsbandes zum 18. Rehabilitationswissenschaftlichen Kolloquium.* Abgerufen am 14.04.2015 von http://forschung.deutsche-rentenversicherung.de/ForschPortalWeb/ressource?key=tagungsband_18_reha_kolloqu.pdf

Reifferscheid, T. (2011). Praxisbeispiel: das Projekt Arbeitsbewältigungsindex. *Arbeitsmed. Sozialmed. Umweltmed., 46 (9)*, 119-123.

Richenhagen, G. (2003). *Länger gesünder arbeiten - Handlungsmöglichkeiten für Unternehmen im demografischen Wandel.* Abgerufen am 14.04.2015 von http://www.neue-wege-im-bem.de/sites/neue-wege-im-bem.de/dateien/richenhagen_2003_laenger_gesuender_arbeiten.pdf

Rosenbrock, R. (2003). Betriebliche Gesundheitsförderung. In BZgA (Hrsg.), *Leitbegriffe der Gesundheitsförderung* (3. Aufl., S. 21-23). Schwabenheim a. d. Selz: Fachverlag Peter Sabo.

Rutenfranz, J., Knauth, P. & Nachreiner, F. (1993). Arbeitszeitgestaltung. In H. Schmidtke, Ergonomie (3. Aufl., S. 574-595). München: Hanser.

Sachverständigenrat zur Begutachtung der Entwicklung im Gesundheitswesen (Hrsg.) (2006). *Koordination und Qualität im Gesundheitswesen, Band 1.* Stuttgart: Kohlhammer.

Schauer, S. (2006). Die Bedeutung des „Work Ability Index" für die betriebliche Gesundheitsförderung vor dem Hintergrund des demographischen Wandels. In H. Wächter & D. Sallet (Hrsg.), *Personalpolitik bei alternder Belegschaft* (1. Aufl., S. 62-92). München: Rainer Hampp Verlag.

Seibt, R., Schneider, S., Knöpfel, D. & Scheuch, K. (2002). Work Ability Index und Vitalität bei unterschiedlicher beruflicher Tätigkeit. In BAuA (Hrsg.), *Europäische Erfahrungen mit dem Arbeitsbewältigungsindex (Work Ability Index). Erfahrungsaustausch* (S. 41-60). Dortmund/Berlin: Schriftenreihe der Bundesanstalt für Arbeitsschutz und Arbeitsmedizin.

Seiler, K. (2009). Beschäftigungsfähigkeit als Indikator für unternehmerische Flexibilität. In B. Badura, H. Schröder & C. Vetter (Hrsg.), *Fehlzeiten-Report 2008* (S. 195-202). Berlin: Springer.

Tempel, J. (2010). Arbeitsbewältigungsindex. In B. Badura, U. Walter & T. Hehlmann, *Betriebliche Gesundheitspolitik* (2. Aufl., S. 223-238). Berlin: Springer.

Tempel, J. & Giesert, M. (2005). Das Arbeitsfähigkeitskonzept unterstützt den Wunsch nach guter Arbeit. *Gute Arbeit, 17 (2),* 15-17.

Tempel, J., Geißler, H. & Ilmarinen, J. (2010). Stärken fördern, Schwächen anerkennen: Der Beitrag der Betrieblichen Gesundheitsförderung für die Erhaltung der Arbeitsfähigkeit von älteren und älter werdenden Mitarbeiterinnen und Mitarbeitern. In G. Faller, *Lehrbuch Betriebliche Gesundheitsförderung* (1. Aufl., S. 181-189). Bern: Huber.

Timm, W. (2007). Umgang mit chronischen Erkrankungen im Betrieb - Bausteine für ein betriebliches Gesundheitsmanagement. In B. Badura, H. Schellschmidt & C. Vetter (Hrsg.), *Fehlzeiten-Report 2006* (S. 139-158). Berlin: Springer.

Treier, M. (2015). *Gefährdungsbeurteilung psychischer Belastungen. Begründung, Instrumente, Umsetzung.* Wiesbaden: Springer.

Tuomi, K., Ilmarinen, J., Jahkola, A., Katajarinne, L. & Tulkki, A.. (2001). *Arbeitsbewältigungsindex - Work Ability Index* (1. Aufl.). Bremerhaven: Wirtschaftsverlag NW Verlag für neue Wissenschaften GmbH.

Ueberle, M. & Greiner, W. (2010). Kennzahlenentwicklung. In B. Badura, U. Walter & T. Hehlmann, *Betriebliche Gesundheitspolitik* (2. Aufl., S. 253-261). Berlin: Springer.

Walter, U. (2010). Standards des Betrieblichen Gesundheitsmanagements. In B. Badura, U. Walter & T. Hehlmann, *Betriebliche Gesundheitspolitik* (2. Aufl., S. 223-238). Berlin: Springer.

Zepke, G. & Stieger, C. (2010). Kein Ersatz für Kommunikation: Die Mitarbeiterbefragung als Element im Diagnoseportfolio des BGF. In G. Faller, *Lehrbuch Betriebliche Gesundheitsförderung* (1. Aufl., S. 23-33). Bern: Huber.

10.

Anlagen (QR-Codes der Internet-Quellen zum schnelleren Auffinden)

Bergische Universität Wuppertal (2014). *WAI-Netzwerk. Frequently Asked Questions (FAQ) 14.* Abgerufen am 14.04.2015 von www.arbeitsfaehigkeit.net

Bethke, M., Radoschewskim F. M. & Müller-Fahrnow, W. (2009). Physische und psychosoziale berufliche Belastungen, Kontrollüberzeugungen und berufliche Leistungsfähigkeit. In Deutsche Rentenversicherung Bund (Hrsg.), *Internetausgabe des Tagungsbandes zum 18. Rehabilitationswissenschaftlichen Kolloquium.* Abgerufen am 14.04.2015 von http://forschung.deutsche-rentenversicherung.de/ForschPortalWeb/ ressource?key=tagungsband_18_reha_kolloqu.pdf

Breutmann, N. & Adenauer, S. (2007). *Arbeitsfähigkeit messen und fördern: der Work Ability Index.* Abgerufen am 14.04.2015 von http:// www.ergonassist.de/Publikationen/ Breutmann_192_mit%20Genehmigung.pdf

Nachreiner, F. (2008). *Erfassung psychischer Belastung und Rückwirkung auf die Arbeitsgestaltung – Grenzen der Aussagekraft subjektiver Belastungsanalysen.* Abgerufen am 14.04.2015 von http:// www.ergonassist.de/Publikationen/ Nachreiner_198-1_mit%20Genehmigung.pdf

Radoschewskim F. M., Müller-Fahrnow, W. & Bethge, M. (2009). Eingeschränkte Arbeitsfähigkeit als Indikator für Rehabilitationsbedarf - Einsatz des Work Ability Index (WAI) in einer Versichertenbefragung. In Deutsche Rentenversicherung Bund (Hrsg.), *Internetausgabe des Tagungsbandes zum 18. Rehabilitationswissenschaftlichen Kolloquium.* Abgerufen am 14.04.2015 von http://forschung.deutsche-rentenversicherung.de/ForschPortalWeb/ressource? key=tagungsband_18_reha_kolloqu.pdf

Richenhagen, G. (2003). *Länger gesünder arbeiten - Handlungsmöglichkeiten für Unternehmen im demografischen Wandel.* Abgerufen am 14.04.2015 von http://www.neue-wege-im-bem.de/sites/neue-wege-im-bem.de/ dateien/richenhagen_2003_laenger_gesuender_arbeiten.pdf